Charlotte Labouche

SEX HACKS

69 Wege, die dein Sexleben verbessern

CHARLOTTE LABOUCHE

SEX HACKS

69 Wege, die dein Sexleben verbessern

mvgverlag

Bibliografische Information der Deutschen Nationalbibliothek:
Die Deutsche Nationalbibliothek verzeichnet diese Publikation in der Deutschen Nationalbibliografie; detaillierte bibliografische Daten sind im Internet über http://d-nb.de abrufbar.

Für Fragen und Anregungen:
info@mvg-verlag.de

Originalausgabe, 1. Auflage 2018

Nymphenburger Straße 86
D-80636 München
Tel.: 089 651285-0
Fax: 089 652096

Redaktion: Manfred Fesl und Maria Pruss, München
Umschlaggestaltung: Marc Fischer, München
Illustrationen: Shutterstock/nikiteev_konstantin; Shutterstock/Vadim Almiev; Shutterstock/Lisses; Shutterstock/MSSA; Shutterstock/Fine Art
Satz: Röser Media, Karlsruhe
Druck: Florjancic Tisk d.o.o., Slowenien
Printed in the EU

ISBN Print 978-3-86882-919-8
ISBN E-Book (PDF) 978-3-96121-202-6
ISBN E-Book (EPUB, Mobi) 978-3-96121-203-3

Weitere Informationen zum Verlag finden Sie unter
www.mvg-verlag.de
Beachten Sie auch unsere weiteren Verlage unter www.m-vg.de

INHALT

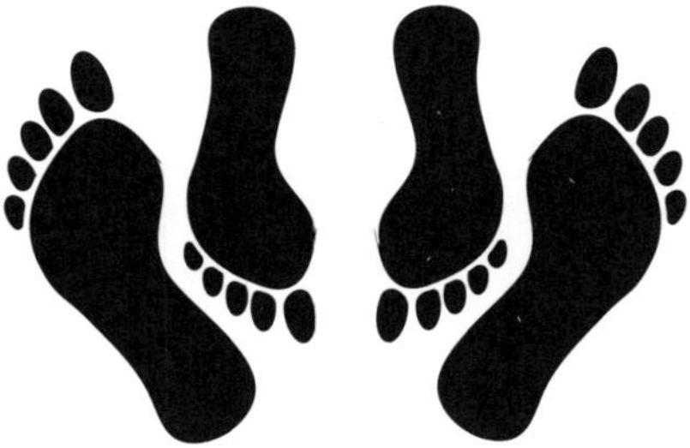

VORWORT

Im Durchschnitt denken wir etwa alle 30 Minuten an Sex. Das heißt, dass unsere Gedanken ganze 48-mal am Tag um ihn kreisen. Sex spielt also eine wichtige Rolle in unserem Leben.

Dabei sollte Sex in erster Linie Spaß machen, leicht und locker sein. Wie in vielen anderen Lebensbereichen macht Erfahrung den Meister. Sie ist der Schlüssel zum Hochgefühl! Nur durch sie erkennen wir, was uns im Bett Spaß macht und können unsere Vorlieben ohne Scheu ausleben. Daneben ist ein gewisses Maß an Einfühlungsvermögen sicherlich auch nicht von Nachteil.

Und mit ein paar einfachen Kniffen ist es sehr einfach, das Liebesleben zu verbessern.

Und hier wären wir bei den Sex Hacks. Es gibt zahlreiche Tricks, die das Liebesleben versüßen und auf die nächste Stufe heben können. Einige verrate ich in diesem Buch. Sie erfahren Spannendes zu Handjob-Techniken und zum Oralverkehr, welche Stellungen an faulen Tagen geeignet sind und was Akrobaten im Bett anstellen können. Zwischendrin werden Sie immer wieder auf allgemeine hilfreiche Sex Hacks stoßen. Was Sexspielzeug betrifft, steht der Kreativität nichts im Weg. Und Sex im Bett ist zwar schön, aber ab und zu muss ein wenig Abwechslung her. Darüber hinaus gibt es im Buch wertvolle Tipps zu Hygiene und Safer Sex.

Das Buch richtet sich an jeden! Egal, ob Sie Single oder in einer Beziehung sind und mit wem Sie am liebsten ins Bett gehen. Um das Ganze einheitlich zu gestalten, habe ich die klassische Frau-Mann-Formulierung bei Sex-Stellungen, Oralverkehr und Handjobs gewählt. Viel Vergnügen bei der Lektüre.

1. HACKS FÜR SELBSTBEFRIEDIGUNG

Selbstbefriedigung ist der Schlüssel, um den eigenen Körper kennen und lieben zu lernen. Die Soloeinlage kann ebenso facettenreich wie das Liebesspiel zu zweit sein. Selbstbefriedigung trainiert nicht nur den Beckenboden, sondern mindert Stress, ist eine ideale Entspannungsmethode und hilft bei Einschlafproblemen. Außerdem wirkt sie spannungsbedingten Kopfschmerzen sowie depressiven Verstimmungen entgegen.

Sanfte Berührungen mit Federn und Seidentuch! Die erogenen Zonen sollten nicht unmittelbar bearbeitet werden. Vielmehr gilt es zu Beginn, die Sensibilität des gesamten Körpers zu steigern, indem man sich sanft streichelt und mit Federn oder einem Seidentuch die erogenen Zonen berührt. Mit Kreisen um Scham oder Brustwarzen wird der Hauptakt etwas hinausgezögert. Blicken Sie sich dabei an und genießen Sie jede Berührung. Beobachten Sie, wie sich Ihre feinen Körperhärchen aufstellen und sich Ihr Brustkorb sinnlich nach oben wölbt. Spüren Sie, wie sich wohltuende Wärme in Ihrem Unterleib ausbreitet. Wenn Sie es kaum noch aushalten und Ihr Verlangen unstillbar geworden ist, leiten Sie die nächste Stufe ein und widmen sich Ihren Lustzentren.

Der improvisierte Vibrator! Die Frau nimmt ein Kissen zu Hand, legt ihre elektrische Zahnbürste in den Bezug, setzt sich darauf und reibt sich an dem Kissen. Alternativ kann sie sich auch auf den Bauch legen und das Kissen zwischen die Beine stecken.

Wärmendes Gleitgel für noch mehr Gefühl! Egal, ob bei Mann oder Frau: Eine angenehme Wärme breitet sich auf der Haut aus, sobald man wärmendes Gleitgel nutzt. Es sorgt für zusätzliche Hochgefühle. Wärmendes

Gleitgel gibt es in der Drogerie, wer aber gerade keines zur Hand hat, kann etwas Kokos- oder Mandelöl erwärmen (Vorsicht: wirklich nur leicht erwärmen!) und dieses verwenden!

Travel-Pussy aus dem Gemüsefach! Ab in den Gemüseladen. Dort wird eine Gurke besorgt, die lang und breit genug ist, damit der Penis darin Platz hat. Um die Gurke zu Ihrer Öko-Travel-Pussy umzufunktionieren, schneidet man die beiden Enden ab. Danach wird ein Teil des Kerngehäuses mithilfe eines Hochlöffelstiels entfernt und das Kerngehäuse anschließend vorsichtig herausgepresst. Wenn die präparierte Gurke warm genug ist – man kann sie kurz auf die Heizung oder in die Sonne legen –, kann der Spaß losgehen. Der Mann dringt hierzu mit dem Penis in die Gurke ein. Er wird überrascht sein, wie echt sich das Ganze anfühlt!

Don't touch, just press! Frauen können auch ohne den Einsatz ihrer Hände in Wallung kommen. Hierfür werden einfach die Schenkel zusammengepresst, so dass diese Druck auf die Vagina und Klitoris ausüben.

Das Kopfkino anschmeißen! Es lohnt sich, während der Selbstbefriedigung das Kopfkino anzuschmeißen und alle sexuellen Fantasien im Geist zu durchleben. Wenn diese nicht sofort abrufbar sind, kann man sich auch mit einem Porno Inspiration holen.

Badewanne und Dusche! In der Dusche oder in der Badewanne kann man sich den Duschkopf zunutze machen und damit die erogenen Zonen nach Lust und Laune stimulieren. Die meisten Duschköpfe ermöglichen die Einstellung von unterschiedlichen Stahlarten, die an die jeweilige Empfindlichkeit der erogenen Zonen wie Klitoris, Eichel, Hoden oder Brustwarzen angepasst werden können. Es empfiehlt sich mit der schwächsten Strahlstärke zu beginnen und diese dann langsam zu steigern. Sinnliche Badezusätze finden Sie auf S. 17.

Weich und flauschig oder scharf und kratzig! Lange Fingernägel hinterlassen leicht Kratzer und können Verletzungen hervorrufen. Damit man sie nicht zugunsten des Liebesspiels abschneiden muss, kann man etwas Watte unter die Nägel geben und dann Latexhandschuhe darüber ziehen. Die Handschuhe bilden auch eine Schutzbarriere vor Keimen und Flüssigkeiten. Wer es solo gern etwas Verruchter und Wilder mag, kann sich natürlich die Nägel auch wachsen lassen. Damit sie nicht brechen, einfach einen Nagelhärter auftragen.

Alternativ hilft auch Kieselerde zur Härtung der Nägel, die man zur Nahrung ergänzend zuführen kann. Beides gibt es in der Drogerie.

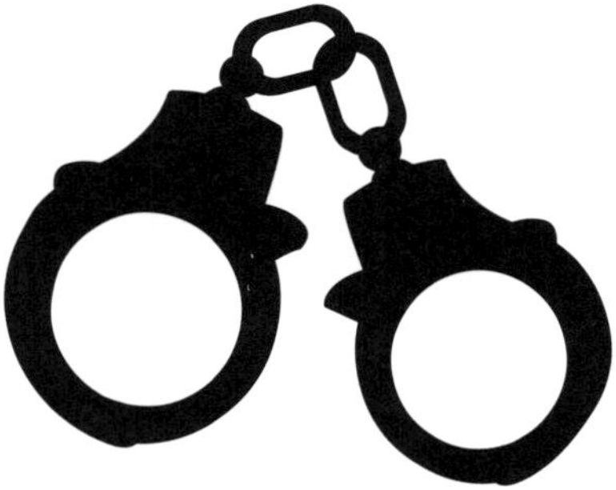

2. HACKS FÜR EIN PERFEKTES WARM-UP ODER, UM IN STIMMUNG ZU KOMMEN

Manche halten ein Vorspiel für überschätzt, aber es steigert extrem die Lust und den Höhepunkt. Wie Sie ihre und auch seine Lust wecken, lesen Sie hier.

So kommen Sie auf Touren! Chilis regen aufgrund der in ihnen enthaltenen Alkaloide den gesamten Organismus an und heizen somit auch die Libido an. Gleiches gilt für Ingwer, der bei Männern die Empfindsamkeit steigert und Frauen Lust auf mehr macht. Pfeffer und Rosmarin sind bewährte Potenzmittel und fördern den sexuellen Trieb. Vanille soll unter anderem das Empfindungsvermögen fördern. Verwenden Sie diese Zutaten großzügig in der Küche, wenn Sie eine Liebesnacht planen.

Bleiben Sie zugeknöpft! Nicht gleich alle Kleider vom Körper streifen. Idealerweise lässt man wenigstens ein Shirt oder die Unterwäsche beim Vorspiel an. Das regt die Fantasie an und hebt die Spannung.

Wer ein Selfie schickt, kommt selten allein! Wenn man Lust auf Sex hat und der Partner oder Bekannte irgendwo anders herumschwirrt, wirft man sich in Pose und knipst ein anregendes Foto von sich, das anschließend per SMS geschickt wird. Es wird nicht lang dauern, bis man nicht mehr allein ist!

Spieglein, Spieglein an der Wand! Einen müden Sexpartner kann man ganz leicht auf Trab bringen, indem man ihn bei seinem Ego packt. Hierfür einfach einen Spiegel an die Wand lehnen, so dass der- oder diejenige sich betrachten kann. So wird dem Faulenzer ganz schnell klar, dass er sich ein wenig ins Zeug legen muss.

Sex liegt in der Luft! Die nachfolgenden Düfte erfüllen die Luft mit sexueller Energie und sorgen für eine sinnliche Stimmung. Die Düfte einfach mit etwas Wasser in der Duftlampe verdampfen lassen:

Liebestempel: 2 Tropfen Jasminöl, 2 Tropfen Rosenöl, 2 Tropfen Rosengeranie-Öl.

Liebeszauber: 5 Tropfen Sandelholzöl, 3 Tropfen Rosenöl.

Euphoriearoma: 2 Tropfen Ylang-Ylang-Öl.

Sexuell stimulierende Massageöle! Ätherisches Jasminöl soll eine sexuell anregende Wirkung besitzen. 2 Tropfen *Jasmin sambac*-Öl auf 50 Milliliter Mandelöl geben. Das Licht dimmen, Kerzen anzünden, sanfte Klänge auflegen und den Partner dann mit einer ausgiebigen Massage verwöhnen.

In der Badewanne mit dem Vorspiel beginnen! Zusammen ein Bad nehmen, hat etwas sehr Sinnliches und eignet sich bestens als Vorspiel. Wenn Sie nachfolgenden Badezusatz verwenden, können Sie das Ganze noch auf eine höhere Stufe bringen: 1 Tropfen Jasminöl, 1 Tropfen Sandelholzöl, 1 Tropfen Orangenöl mit einer halben Tasse Milch mischen und ins Badewasser geben.

Das intensiviert die Berührungen! Augenbinden sind eine lustvolle Art der Hingabe an den Partner. Bedecken Sie erst einmal die Augen. Der Träger oder die Trägerin kann dann nichts mehr sehen und die übrigen Sinne werden geschärft. Es gibt verschiedene Formen von Augenbinden. Manche sehen aus wie Augenmasken und sind schlicht, andere sind aus Spitze. Hat man keine kunstvolle Maske, kann man auch einen weichen Seidenschal als Augenbinde oder die Augenklappen vom letzten Faschingskostüm verwenden. Das gibt auch gleich neue Anreize für ein Rollenspiel.

Nacken, Hals und Ohren verwöhnen! Zärtliche Berührungen sind hier besonders liebevoll. Bereits ein Hauchen in den Nacken genügt, um ein erotisches Kribbeln auszulösen. Zarte Küsse oder sanftes Streicheln mit den Fingerspitzen sind mehr als angenehm. Und wenn Sie sanft an den Ohren des anderen knabbern oder lecken, wird dieser schnell in Ihren Armen liegen.

Die Achseln liebkosen! Ob Sie es glauben oder nicht – Schweiß ist ein hochwirksames Aphrodisiakum. Er enthält reichlich sexuelle Botenstoffe (Pheromone). Während des Liebesspiels kommt man in der Regel ins Schwitzen und die Botenstoffe strömen mit dem Schweiß aus. Man sollte dann nicht zögern, die Achseln zu küssen oder zu lecken.

Ein schöner Rücken kann entzücken! Eine ausgiebige und sinnliche Rückenmassage befreit von Verspannungen und macht häufig Lust auf mehr. Auch Streicheleinheiten, Kraulen und Küsse sind hier immer willkommen. Erotische Gefühle werden insbesondere durch Berührungen im Lendenwirbelbereich ausgelöst.

Bauchnabelspiele! Mit dem Bauchnabel lassen sich so einige neckische Spielchen veranstalten. Darüber hinaus verlaufen um den Bauchnabel herum jede Menge Nervenbahnen. Nabelreize versetzen die Harnleiter in Wallung und führen zu einer Kontraktion der Beckenboden-Muskulatur. Bei manchen führt eine Stimulation dieser Stelle sogar zu einem Orgasmus.

Fußmassage! In den Fersen sitzen Reflexpunkte, die eine direkte Verbindung zu den Sexualorganen haben. Sie befinden sich im Mittelpunkt der rechten Ferse sowie an den Ferseninnen- und -außenseiten. Eine gekonnte Fußmassage kann unglaublich stimulieren und ist ein wunderbares Vorspiel.

Ja, nein, vielleicht! Eine gute Möglichkeit der Kommunikation mit dem Partner über sexuelle Vorlieben ist die Ja-Nein-Vielleicht-Liste. Hier notieren beide Partner in Form von drei Spalten die Dos, Don'ts sowie Maybes. In der ersten Spalte tauchen Dinge auf, die absolut erwünscht sind. Die zweite enthält Praktiken und Spielereien, die zwar im Rahmen des Möglichen liegen, aber nicht unbedingt Priorität haben. Man hat sie noch nicht ausprobiert, aber ist durchaus aufgeschlossen dafür. In der dritten Spalte stehen die absoluten No-Gos. Die Liste kann immer wieder angepasst und ausgetauscht werden. Zum einen ist es sehr amüsant, auf diese Weise über die jeweiligen Vorlieben zu kommunizieren, zum anderen steht hier alles schwarz auf weiß. Missverständnisse sind somit ausgeschlossen.

Probieren Sie es gleich einmal hier:

Dos

Maybes

Don‘ts

3. DER PERFEKTE HANDJOB

Den Liebsten oder die Liebste mit der Hand zu verwöhnen, will gelernt sein. Die goldene Faustregel beim Handjob lautet: Nicht abrupt die Techniken wechseln. Und wenn das Gegenüber sich Ihren Händen völlig hingibt und gerade in Wallung gerät, bleibt man mit seinen Händen genau dort, wo man ist, und fährt mit derselben Intensität fort. Bloß nicht schneller werden! Das ist der größte Fehler überhaupt!

Machen Sie es ihm nach! Wenn sie das Gefühl hat, dass sich bei ihm während ihres Handjobs nie wirklich etwas rührt, schaut sie sich am besten dessen bevorzugte Technik bei ihm ab. Männer machen es sich in der Regel immer auf die gleiche bewährte Weise. Umgekehrt gilt übrigens das Gleiche.

Gleitgel bringt's! Frauen werden feucht, keine Frage. Allerdings passiert das nicht auf Knopfdruck. Aus diesem Grund sollte bei der Befriedigung mit den Händen unbedingt Gleitgel, Massageöl oder Speichel verwendet werden.

Fingernägel feilen! Besonders für Männer gilt: Bitte die Nägel feilen. So fühlt sich das Fingern angenehmer an und Verletzungen wird vorgebeugt.

Bauch-Penis-Massage! Sie gibt einige Tropfen Gleitgel oder warmes Massageöl auf den Bauch des Mannes, der auf dem Rücken liegt. Dann nimmt die Frau seinen Penis in die Hände und platziert ihn auf seinem Bauch. Anschließend legt sie die linke Hand quer auf ihre rechte (oder andersherum) und massiert so von der Peniswurzel aus bis zur Eichel, umschließt diese kurz mit der rechten Handfläche, übt einen leichten Druck aus und führt ihre Hände wieder zurück zur Wurzel. Währenddessen bewegt sie den Penis von rechts nach links über den Bauch.

Schaft-Eichel-Massage! Die Frau hält seinen Penis mit der linken Hand am Schaft und umfasst seine Eichel mit allen fünf Fingerspitzen der rechten Hand von oben. Nun fährt sie mit ihren Fingern in dieser Position vorsichtig auf und ab und lässt die Hand dabei etwas hin- und herkreisen.

Peniswurzel-Eichelrand-Massage! Sie legt seinen Penis auf seinen Bauch und umfasst die Peniswurzel mit ihrer linken Hand. Dann massiert sie diese mit kreisenden Handbewegungen, deren Druck je nach Belieben sanft bis starkausfallen kann.

Mit Daumen- und Zeigefinger der anderen Hand umfasst die Frau den Eichelrand und bewegt dann die Finger fortwährend streichelnd auf- und abwärts an der Eichel entlang. Immer wenn sie am Eichelrand angekommen ist, hält sie kurz inne und übt einen leichten Druck mit den Fingern aus.

Vorhautbändchen-Massage! Das kleine Bändchen zwischen Eichelrand und Innenblatt der Vorhaut ist eine stark erogene Zone des Mannes, weshalb die Frau es folgendermaßen bearbeiten sollte: Sie platziert beide Daumen unterhalb des Eichelrandes. Dabei umfassen die anderen Finger sowie die Handfläche locker den Penisschaft. Die Frau massiert nun liebevoll das Frenulum mit sanft kreisenden Bewegungen.

V-Massage! Die Frau formt mit den Zeige- und Mittelfingern beider Hände ein Victoryzeichen. Dann umgreift sie den Schaft mit den v-förmigen Fingern beider Hände und reibt damit den Penisschaft auf und ab.

Rhythmisches Pochen! Die Frau umfasst den Schaft des Penis mit beiden Händen. Dabei greifen die Finger beider Hände ineinander. Sie führt die Hände nur ganz verhalten auf und ab und übt mit den Fingern einen rhythmischen Druck aus, der an einen Herzschlag erinnert.

An der Vordertüre anklopfen! Der Mann platziert seinen Handballen auf dem Venushügel, und umgreift das untere Ende des Scheideneingangs (dünnes Häutchen) mit seinen Fingern. Nun übt er vom Handballen her sanften Druck aus, der sich fließend bis in ihre Fingerspitzen ausbreitet. Wenn er bei der Scheidenöffnung angekommen ist, drückt er die Finger ein wenig gegen das dortige, feine Häutchen. Der Mann kann dabei auch seine Fingerspitze(n) in die Vagina gleiten lassen, um sie gleich wieder hinauszuziehen.

Während dieses Handjobs sollte der Mann auf die Atmung der Frau achten. Im Idealfall drückt er gegen die Scheidenöffnung, wenn die Frau ausatmet, um dann mit dem Einatmen wieder am Venushügel zu beginnen. Tempo und Druck passt er dabei genauso wie den Druck an ihre Bedürfnisse an. Es sollte vorsichtig begonnen und die Intensität der Berührungen allmählich gesteigert werden.

Premium-Verwöhnprogramm! Diese Technik klappt am besten, wenn sich der Mann hinter oder auf der Frau befindet. Er legt Zeige-, Mittel- und Ringfinger auf ihrem Venushügel ab. Dann krümmt er seine Finger und lässt sie langsam nach unten rutschen. Dabei gleiten Zeige- und Ringfinger am Außenrand der Schamlippen entlang, während der Mittelfinger zur Klitoris wandert. Nun reibt der Mann seine Hand langsam auf und ab. Er kann auch eine Kreisbewegung einbauen. Schließlich geht er immer ein Stückchen tiefer, stimuliert damit die Vulva und führt dann seinen Mittelfinger in die Scheide ein, um danach wieder hinaus zu gleiten und sich den Weg über die Vulva zurück zur Klitoris zu bahnen.

G-Punkt-Massage! Der Mann dringt mit Mittel- und Zeigefinger in ihre Vagina ein und übt dort einen leichten bis heftigen Druck auf die Scheidenvorderwand aus. Dabei macht er eine „Komm her Bewegung" mit den beiden Fingern. Die Finger bleiben dabei in Kontakt und werden gekrümmt. Sobald er eine Erhöhung spürt, hat er ihren G-Punkt erreicht. Auf diesen übt er zarte Druckbewegungen aus.

Die andere Hand wird flach auf ihren Unterbauch gelegt, um damit einen sanften Druck auszuüben. Alternativ kann damit auch die Klitoris stimuliert werden.

Klitoris-Massage! Er gibt auf seine Finger reichlich Gleitgel oder Spucke. Dann schiebt der Mann mit Daumen und Mittelfinger die Schamlippen zur Seite und mit der Handfläche die Haut des Venushügels in Richtung Bauch. So wird die Klitoris freigelegt. Dann platziert er die Zeigefingerspitze direkt auf der Klitoris. Nun führt der Mann mit dem Zeigefinger eine kreisende Bewegung aus und übt vor jeder neuen Kreisbewegung sanften bis starken Druck auf ihre Klitoris aus. Das kann man eine Weile so machen. Wenn der Mann Lust hat, lässt er die Finger der anderen Hand zum Beispiel in die Vagina eindringen.

Die Klitoris sollte dabei allerdings nicht zu stark gereizt werden, das ist nicht angenehm.

Anusmassage! Die Frau kniet kopfüber vor dem Mann, während er in sie eindringt. Dort lässt er ihn kreisen und bewegt ihn vorwärts und zurück. Dabei kann ein Finger in ihren Anus gleiten, wenn die Frau das mag. Gleitgel ist hierfür unbedingt erforderlich. Aber auch ihre Rosette kann währenddessen mit der Zungenspitze verwöhnt werden.

Scheidenwand-Stimulation! Der Mann führt den Zeige- und Mittelfinger in ihre Scheide ein und macht dabei eine sanfte Scherenbewegung. Das heißt, er spreizt seine Finger und bringt sie wieder zusammen, während er diese vor- und zurückgleiten lassen. Auf diese Weise wird die Scheidenwand abwechselnd intensiv an unterschiedlichen Punkten stimuliert.

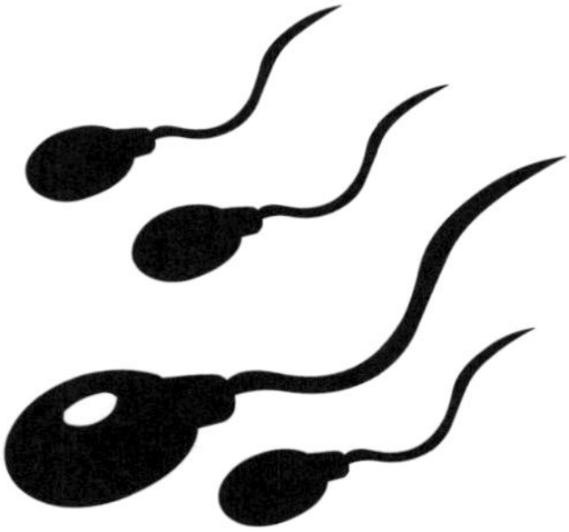

4. UNVERZICHTBARE HACKS FÜR NOCH BESSEREN ORALSEX

Oralsex kann Teil eines lustvollen Vorspiels wie auch ein Hauptakt sein. Frauen und Männer lieben es, hingebungsvoll mit dem Mund und der Zunge in Fahrt gebracht zu werden. Leider wird der Blowjob in langjährigen Beziehungen zu oft übersprungen. Dabei kann er ebenso ein lustvolles Vorspiel wie ein Hauptakt sein.

Wärmereize sind wunderbar! Beim Oralverkehr machen sich intensive Wärmereize besonders gut. Sie entspannen die Muskulatur und breiten ein wunderbar angenehmes Gefühl aus. Hierfür einen Schluck heißen Tee (besonders gut ist Ingewertee, weil Ingwer eine stark wärmende Wirkung hat) oder heißes Wasser in den Mund geben, kurz darin lassen, hinunterschlucken und mit dem Oralsex beginnen.

Für besseren Geschmack! Reichliches Trinken von Wasser wie Wein und der Verzehr von Obst (ganz vorne ist hier Ananas), Nüssen und Milchprodukten sorgen für einen besseren Geschmack des Spermas sowie der Vaginalflüssigkeit. Wenn Sie wissen, dass bald eine heiße Nacht ansteht, können Sie 24 Stunden vorher auf starke Gewürze, geruchsintensive Kost, Bier, Kaffee, Süßigkeiten, Kohlenhydrate und Weißmehl verzichten.

Schlucken ja, aber nicht schmecken 1! In einem solchen Fall lässt die Frau den Mann einfach während des *Deep-Throatings* kommen. Sein Penis muss dabei so weit wie möglich in ihren Mund eindringen – wenn das für die Frau möglich ist. Ihn turnt es umso mehr an und sie schmeckt das Sperma nicht. (Hinweis: Quälen macht hier keinen Sinn, bei zu starkem Würgereflex spart frau sich das Ganze einfach. Männer genießen es auch unter anderem sehr auf den Brüsten zu kommen – nur so nebenbei!)

Schlucken ja, aber nicht schmecken 2! Eine weitere Möglichkeit, den Geschmack des Spermas zu umgehen, besteht darin, den Penis, kurz bevor er kommt, zwischen Zahnleiste und Wange zu nehmen. Dabei ist allerdings höchste Vorsicht mit den Zähnen geboten. Die saugende Bewegung wird dabei weiter ausgeführt. Das Ejakulat des Mannes ergießt sich dann in der Wange, die Frau neigt den Kopf zur Seite und das Sperma fließt aus dem Mundwinkel. Es kann auch ausgespuckt werden. Auf diese Weise kommt es nicht mit den Geschmacksrezeptoren in Kontakt.

Deepthroat leicht gemacht! Bei vielen Frauen ruft *Deep-Throating* eher einen unangenehmen Würgereiz hervor. Dieser fällt etwas geringer aus, wenn sich die Frau auf die Bettkante legt, den Kopf herunterhängen lässt, er über ihr steht und seinen Penis in ihren Mund schiebt.

Würgereiz ade! Gegen den Würgereiz beim Blowjob hilft es, eine Faust zu machen und diese leicht zu öffnen und wieder zu schließen. Der Daumen befindet sich hierbei innerhalb der Faust.

Oralsex unter Wasser? Kein Problem mit dem Vagina-Schnorchel! Oralsex unter Wasser ist besonders prickelnd. Damit einem dabei nicht die Puste ausgeht, kann man einen extra für diesen Zweck hergestellten Vagina-Schnorchel verwenden. Durch ihn sind zwei Luftschläuche mit einem Nasenstück verbunden, so dass der Mann ohne Probleme Unterwasser atmen kann. Er ist neuerdings im Erotikhandel verfügbar.

Mach's mit der Grapefruit! Die Grapefruit mit heißem Wasser waschen, abtrocknen, beide Enden abschneiden. Dann ein Loch in der Größe des Penis des Partners hineinschneiden und die Grapefruit über den Penis stülpen – bis zur Peniswurzel. Dann macht die Frau es dem Mann mit dem Mund und führt die Grapefruit dabei auf und ab.

Nicht überall soll es rutschen! Beim Oralverkehr in der Dusche kann es schon einmal passieren, dass man auf den Knien hin und her rutscht. Aus diesem Grund empfiehlt es sich, vorher eine Duschmatte unterzulegen.

Der Extrakick! Die Hinzunahme eines Vibrators beim Oralsex ist sehr empfehlenswert. Entweder massiert man damit beim Mann zusätzlich den Damm und bei der

Frau den Scheideneingang oder man hält ihn an die Wange. Von dort aus dringen die Vibrationen in den Mundraum.

Die Technik macht's! Während des Oralverkehrs sollten sich Geschwindigkeit und Intensität der Liebkosungen im Verlauf langsam steigern und der Spannungsbogen sollte sich allmählich aufbauen. Sowohl bei der Fellatio als auch beim Cunnilingus empfiehlt es sich, eine Kombination aus den nachfolgenden Techniken anzuwenden.

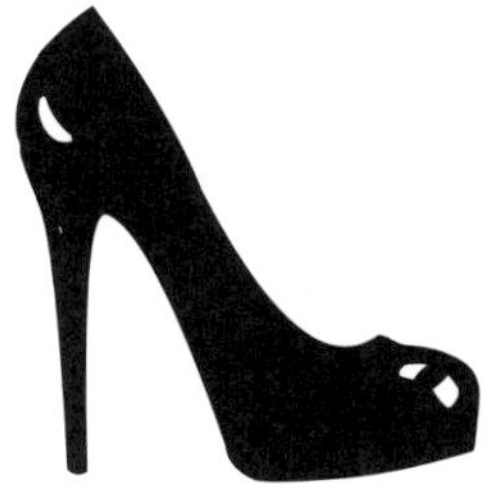

Die besten Fellatio-Techniken

Drücken: Beim Drücken mit Mund, Lippen oder Zunge sollte darauf geachtet werden, dass die Zähne nicht an seinem Penis schaben - nur die wenigsten mögen das. Der Druck sollte dabei in einem gleichmäßigen Rhythmus ausgeübt werden und nicht abrupt von leicht auf heftig wechseln.

Saugen: Die Lippen der Frau umschließen beispielsweise Eichel, Schaft oder Hodensack. Dann wird leicht bis fest gesaugt. Der Mund kann dabei auch wandern und immer wieder neue Regionen entdecken. Das löst beim Mann ein warmes, ziehendes Gefühl aus. Gleichzeitig kann die Frau auch Hand anlegen und umliegende Regionen zusätzlich bearbeiten.

Knabbern: Zartes Knabbern, z.B. am Frenulum, kann als angenehm und stimulierend empfunden werden. Allerdings ist hier Fingerspitzengefühl gefragt.

Lecken: Wenn man seine empfindlichen Stellen mit der warmen Zunge beglückt, wird es nicht lange dauern, bis ein tiefes Stöhnen aus der Kehle des Mannes dringt. Die Zunge bietet viele Variationsmöglichkeiten. Man kann mit ihr in alle Richtungen lecken, sie kreisen lassen oder seine Hot-Spots mit ihr anstupsen. Beim Speichel sollte hierbei nicht gespart werden, Männer wissen feuchte Zungenspiele zu schätzen.

Unverschämt gute Cunnilingus-Techniken

Drücken: Der Mann übt dabei mit seiner Zungenspitze leichten bis heftigen Druck auf die Vulva oder die Klitoris aus und leckt nach jedem Impuls kurz nach. Er kann während des Leckens ruhig das Kinn auf dem Scheideneingang ablegen und mit seinem Bart dort einen leichten Druck ausüben, auch das bereitet Frauen Vergnügen.

Saugen: Mit den Lippen saugt es sich hervorragend an der Klitoris – vor allem an der Spitze. Während er sie leckt, kann Frau an seinen Fingern saugen und ihm damit zeigen, wie intensiv sie es gern möchte.

Knabbern: Sanftes Knabbern am Scheideneingang sowie der Vorhaut der Klitoris kann sehr angenehm sein. Aber bitte nicht beißen! Das ist schmerzhaft und ein echter Lustkiller. Immer schön vorsichtig mit den Zähnen sein.

Lecken: Die Zunge kann sich ausgiebig der Klitoris widmen und sie auf- und abwärts lecken – am besten mit der Zungenunterseite. Darüber hinaus kann er mit der Zungenspitze auf ihrer Vulva entlangfahren und dabei verschiedenste Formen „nachzeichnen". So stimuliert er die vielen empfindlichen Reizpunkte, die in diesem Bereich sitzen.

Probier's mal mit Gemütlichkeit!

Während des Oralverkehrs macht es Sinn, eine Position einzunehmen, die für beide Partner angenehmen ist, da die Nummer mit dem Mund etwas dauern kann – schließlich genießen Sie beide es ja in vollen Zügen.

Wenn sie ihn oral befriedigt: Liegt er auf dem Bett, setzt sich die Frau am besten seitlich neben oder zwischen seine Beine. Sie kann sich auch rücklings auf seinen Bauch setzen oder über seinem Glied knien. Der Mann kann dabei aber auch auf der Bettkante sitzen oder stehen und die Frau widmet sich seinem Penis auf den Knien sitzend. Hier sollte sich die Frau am besten ein Kissen oder eine andere Polsterung unter die Knie schieben.

Wenn er sie oral befriedigt: Ein Klassiker ist, wenn die Frau auf dem Rücken liegt, während der Mann auf dem Bauch zwischen ihren Beinen Platz nimmt. Sie kann dabei zwei Fäuste oder ein Kissen unter ihren Po schieben. So hat er ihr Geschlecht direkt vor Augen und erreicht ihr Lustzentrum einfacher. Die Frau kann dabei auch die Beine um seinen Kopf schlingen oder sie auf ihren Schultern ablegen. Die Frau kann sich auch auf sein Gesicht setzen – rücklings oder mit dem Blick auf seinen erigierten Penis. Bei letzterer Variante kann er zusätzlich ihre Brüste mit den Händen kneten oder streicheln.

Wenn sich beide gleichzeitig oral befriedigen: Wenn man sich gleichzeitig mit dem Mund bedenken will, bietet sich die 69-er Stellung an. Hierfür begibt sie sich am besten in den Vierfüßler-Stand und lässt seinen Mund in ihrem warmen Schoß auf Entdeckungsreise gehen. Der Mann kann dabei ihre Schamlippen mit den Händen zur Seite schieben und sein ganzes Gesicht in ihr vergraben.

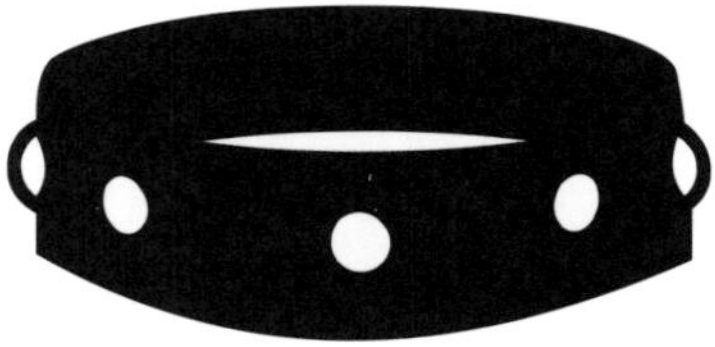

5. SEX HACKS: WENN ES ZUR SACHE GEHT!

Für Sex braucht es kein besonderes Talent. Einfühlungsvermögen und Leidenschaft sind die beiden Grundvoraussetzungen. Mit wachsender Erfahrung lassen sich immer mehr Techniken beherrschen. Daneben existieren einige Tricks, die das Sexleben optimieren und auf das nächste Level bringen. Hier lautet die Devise: Kleiner Aufwand, große Wirkung!

Die Schenkel schließen! Es gibt verschiedene Gründe, weshalb einige Paare auf das Eindringen des Penis in die Vagina verzichten – seien es moralische oder gesundheitliche. Die gute Nachricht lautet: „Trockensex" kann unglaublich viel Spaß machen. Hier bietet sich unter anderem der sogenannte Schenkelsex an. Dabei stößt der Mann in die geschlossenen Schenkel der Frau. Bei dieser Praktik macht es Sinn, reichlich Gleitgel anzuwenden.

Sex-Bucket-Liste „abarbeiten"! Legen Sie eine Sex-Bucket-Liste an und notieren Sie dort alles, was Sie schon immer einmal im Bett ausprobieren wollten. Setzen Sie sich eine Deadline, bis wann Sie die Liste abgehakt haben möchten und legen Sie zeitnah los! Probieren Sie es hier gleich einmal aus.

Unsere Sex-Bucket-Liste

Butt-Plugs für längeres Vergnügen! Indem sich Männer einen Butt-Plug (auch Anal-Plug) in den After einführen, stimulieren sie nicht nur ihren Analbereich, sondern bekommen eine intensivere, härtere und länger anhaltende Erektion. Warum? Weil der Butt-Plug die Prostata stimuliert. *Hinweis:* Butt-Plugs sollten immer in Kombination mit reichlich Gleitmittel angewendet werden. Wer gerade keinen zur Verfügung hat, kann sich eine größere Kartoffel oder eine Ingwerwurzel aus dem Kühlschrank holen und sich einen Plug in der gewünschten Form schnitzen. Vorsicht beim Ingwer, der brennt auf den Schleimhäuten. Hier am besten ein Kondom überstülpen.

Wasser ist das Sex-Elixier! Vor einer heißen Liebesnacht wird reichlich Flüssigkeitszufuhr in Form von Wasser empfohlen. Das macht fit und spendet Energie, die man beim Sex durchaus brauchen kann. Dehydrierung kann außerdem eine erektile Dysfunktion beim Mann und Scheidentrockenheit bei der Frau hervorrufen.

Einmal lachen, bitte! Sex ist keine todernste Sache. Lachen ist durchaus erlaubt – am besten aus tiefster Seele. Das lockert die Atmosphäre auf und verbindet. Ganz besonders hilft hier eine Kissenschlacht.

Da ist er, der G-Punkt! Wer genau wissen will, wo der G-Punkt der Frau ist, führt seine Finger oder einen Finger in die Scheide ein und tastet sich vorsichtig nach oben. Sobald man auf eine leicht nach außen gewölbte und schwammige Stelle trifft, hat man ihn gefunden.

Für noch mehr Gefühl! Wenn die Frau schon so feucht und gedehnt ist, dass der Mann kaum Reibung am Penis verspürt oder sie den Penis kaum noch fühlen kann, hilft Folgendes: Er oder sie formt mit Daumen und Zeigefinger einen Ring und legt die Finger eng um den Penis – direkt am Scheideneingang. Dann drückt er oder sie in einem gleichbleibenden Rhythmus beide Finger immer wieder zusammen. Gleichzeitig werden die übrigen Finger in die Scheide eingeführt und die Frau zusätzlich zu seiner Penetration gefingert. Das lohnt sich für beide!

Die volle Ladung Glücksgefühle! Bevor es in die Laken geht, empfiehlt sich die Ausübung von sportlichen Aktivitäten. Man muss es nicht übertreiben und einen 10-Kilometer-Lauf absolvieren, aber machen Sie ein paar Klimmzüge, ein Sprint um den Block oder einige Pilatesübungen können nicht schaden. Sport setzt biochemische Prozesse im Körper in Gang und führt zur

Ausschüttung von Glückshormonen. In der Folge löst er Entspannung, Glücksgefühle, Wohlbefinden und Euphorie aus. Wenn man im Anschluss Sex hat, kann man wunderbar von den Nachwirkungen profitieren.

5.1. Bequemer Sex

Wer sagt, dass guter Sex nicht gemütlich sein darf? Das eine oder andere Haushaltsutensil oder bestimmte Stellungen können einem so manchen Balance- oder Kraftakt ersparen. Und die Sinnlichkeit lässt sich so sehr sanft, mit voller Hingabe und ohne Krampfattacken im Oberschenkel zelebrieren. Egal ob im Liegen, Sitzen oder Stehen – entspannt geht es immer!

Die Frau auf Wolken betten! Sie kniet auf allen Vieren, während der Mann sie von hinten nimmt. Dabei schiebt sich die Frau ein oder mehrere Kissen unter die Brust, stützt so ihren Oberkörper und entlastet ihre Arme.

Ein Stuhl schadet nicht! Ein Stuhl ohne Armlehnen lässt sich hervorragend für verschiedenste Sexpositionen nutzen und macht sie weniger zum Akrobatikakt. Am einfachsten ist nachfolgende Stellung auf dem Stuhl: Der Mann sitzt locker auf dem Stuhl, die Frau setzt sich mit dem Gesicht zu ihm auf seinen Schoß und er dringt dabei in sie ein, während sie mit dem Becken schaukelt.

In die Schieflage! Die Frau schiebt entweder ein Kissen oder beide Fäuste während der Missionarsstellung unter ihr Gesäß. So dringt sein Penis in einem völlig neuen Winkel in sie ein und entdeckt neue reizvolle Lustpunkte.

Der Elefant! Der Elefant ist eine Stellung, bei der er den freien Blick auf ihren Po und Rücken genießen kann. Er sieht jede Regung dieser Körperzonen ganz genau und kann die Frau nebenbei spanken, wenn beide das möchten. Auch kann er ihre Pobacken auseinanderziehen oder gleich anal eindringen. Die Frau liegt dabei auf dem Bauch und hat idealerweise ein Kissen unter ihr Becken geschoben. Der Mann kniet auf Gesäßhöhe über ihr und dringt von hinten in sie ein. Bei dieser Stellung kann die Frau ganz genau kontrollieren, wie weit sie den Mann in ihre Vagina eindringen lässt, indem sie ihr Becken entweder anhebt oder senkt. Je stärker sie die Beine zusammenpresst, desto intensiver spürt sie seine Stöße.

Wie Yin und Yang verschmelzen! Yin und Yang sind zwei gegensätzliche Pole, die sich stets im Wechselspiel zueinander befinden. Dabei ergänzen sie sich und nähren sich gegenseitig. Genauso verhält es sich bei dieser Stellung. Keiner ist besonders aktiv, man lässt die Vereinigung geschehen und spürt den Partner. Die Frau spannt ihre Beckenbodenmuskulatur immer wieder an und der Mann bewegt sein Becken nur ganz leicht und ohne viel Schwung. Er liegt auf der Seite und die Frau positioniert sich im 90 Grad-Winkel zu ihm auf dem Rücken liegend. Ihre Beine legt sie über seiner Hüfte ab. Wenn er dem Reiz ihrer steifen Nippel nicht widerstehen kann, kann er sich leicht nach vorn zu ihnen beugen und sie liebkosen.

Hinauf auf die Wippe! Diese verführerische Stellung ist eine Modifizierung der Reiterstellung und zählt zu den Frau-obenauf-Positionen. Dabei sitzt der Mann und winkelt ein Bein an, während er das andere ausstreckt. In dieser Position kann er das Gleichgewicht besser halten, wenn sie ihr Becken lustvoll und gemächlich an ihm reibt. Seine Hände können ihren Po kneten oder ihren Rücken entlang streichen, sich in die Schultern. Die Frau sitzt auf ihm und bedeckt seinen Schoß mit dem ihren. Die Beine positioniert sie seitlich seines Oberkörpers, so kann er besonders tief eindringen.

Der Lotossitz! Die Frau sitzt bei dieser Stellung auf ihm. Sowohl sie als auch der Mann schlingen die Beine um den Partner – ein schlichter Schneidersitz genügt hier. Man kann aber auch eine Mischung aus Wippe und Lotossitz ausführen, indem der Mann die Beine wie gehabt ausstreckt oder leicht anwinkelt und die Frau ihre Beine um ihn herum verknotet. Der Mann genießt in jedem Fall die kreisenden Beckenbewegungen der Frau.

Der Lotos öffnet seine Blüten! Der Mann befindet sich in Sitzposition und streckt das linke Bein aus, während er das rechte leicht anwinkelt. Die Frau nimmt ihm gegenüber Platz, legt ihr rechtes Bein über sein linkes und positioniert ihr linkes Bein unter seinem angewinkelten rechten Bein. Dann halten sich beide gegenseitig an einem Arm fest, während sie sich zurückfallen lassen und sich mit dem äußeren angewinkelten Arm oder dem Ellenbogen stützen.

Der Lotos, der seine Blütenblätter öffnet, ist eine Position, die mit etwas Übung ein absoluter Hochgenuss ist. Die Stöße des Mannes sind hier nur sehr verhalten. Die Frau sollte ihren Vaginalmuskel aktivieren, indem sie die Beckenbodenmuskulatur (nicht die Gesäßmuskulatur) anspannt. Das stimuliert einerseits beide Partner ungemein, andererseits kann so der Penis auch nicht so leicht hinaus gleiten.

Zeit zu Löffeln! Beide liegen auf der Seite und schmiegen sich eng aneinander. Dabei befindet sich die Frau vor dem Mann, so kann er von hinten ohne viel Schwung in sie eindringen.

Den Bogen spannen! Die Sexpartner haben hier keinen Blickkontakt. Um den Bogen zu spannen, positioniert sich die Frau auf der Seite im rechten Winkel liegend vor ihm. Er legt sich seitlich zwischen ihre Beine und hält ihre Schultern, während sie seine Füße mit ihren Händen umgreift. Variationen sind natürlich möglich. So kann sie ihre Klitoris mit ihren Händen befriedigen, er kann das auch bei ihr tun oder ihre Brüste kneten, die Nippel zupfen, ihren Rücken streicheln oder ihre Taille umfassen, um fester und noch tiefer zustoßen zu können.

Die Ziege reibt sich am Baum! Der Mann sitzt entweder auf einem Stuhl oder der Bettkante und die Frau setzt sich auf ihn. Dabei wendet sie ihm den Rücken zu und reitet ihn lustvoll. Er kann dann ihre Taille mit den

Händen umgreifen und ihr den Rhythmus vorgeben. Und wenn er es besonders gut meint, macht er sich an ihrer Klitoris zu schaffen.

5.2. Verruchter und hemmungsloser Sex

Hemmungsloser Sex ist quasi das Gegenteil von routiniertem Sex. Er unterscheidet sich auch vom kuscheligen Blümchensex, kann aber trotzdem sehr liebevoll sein. Zugegebenermaßen erfordert hemmungsloser Sex besonders in einer langjährigen Beziehung immer wieder das Ausbrechen aus gewohnten Strukturen, die sich im Laufe der Zeit eingeschlichen haben. Er bedeutet stete Offenheit für Neues und Ungewohntes – das beinhaltet auch neue Orte (siehe S. 77).

Geheimer Sexcode! Paare können sich ein Codewort ausdenken, dass sie verlauten lassen, wenn sie heiß aufeinander sind. Dann wäre klar, dass er ihr im Restaurant auf die Toilette folgt, wenn sie beispielsweise „Zündkerze“ sagt. Andere sexy Worte sind: Mayday, Tackern, Puderdose oder auch Schokoladenkeks.

Fesselspiele gefällig! Bondage hat nichts mit Verängstigung zu tun. Auch das Zufügen von Schmerz ist nicht das Ziel. Vertrauen ist absolute Voraussetzung für diese Art des Liebesspiels. Deshalb sollte vorerst abgeklärt werden, wie weit man gehen möchte. Machen Sie auch eine Art Codewort aus, wenn es einem von ihnen zu viel wird.

Fangen Sie langsam an und tasten Sie sich Schritt für Schritt nach vorne. Für Einsteiger empfehlen sich Seidentücher, sie fühlen sich angenehm an und sind eine softe Bondage-Variante. Wer einen Schritt weitergehen möchte, kann zu Handschellen oder einem Seil greifen. Mit einem ausreichend langen Seil lassen sich Gliedmaßen hervorragend zusammenschnüren, um die Bewegungsfreiheit des Partners stark einzuschränken.

Generell können beim Bondage alle Körperteile je nach Belieben gefesselt werden. Man kann sein Gegenüber am Bett mit Handschellen festschnallen, die Ober- und Unterschenkel mit einem großen Tuch, Folie, Bändern oder Strumpfhosen zusammenbinden oder Brust und Arme miteinander verschnüren. Aber auch das Fixieren der Arme am Rücken oder das Zusammenbinden der Füße kann reizvoll sein. Zur Krönung können die Gliedmaßen mit einem weiteren Seil oder Band hinter dem Körper zusammengebunden werden. Wie gesagt, Sie können Ihrer Fantasie freien Lauf lassen. Aber: Unbedingtes Muss ist das Achten auf Sicherheit. Das heißt: In Sachen Fesseln sollte nichts übertrieben werden. Die Fesseln sollten keinesfalls zu fest zugeschnürt werden, besonders nicht um den Hals, da Erstickungsgefahr droht.

Ohren auf! Optische Reize bringen einen zweifellos auf schmutzige Gedanken. Aber Sex ist eine Angelegenheit, die alle Sinne involviert. Darunter auch das Hören. Es sollte unbedingt ins Spiel gebracht werden. Am besten haucht man dem Gegenüber verruchte Dinge ins linke Ohr, da das Gehörte von hier direkt in die emotionale Hirnhälfte gelangt. *Dirty Talk* ist ein ungeheuer wirksames Mittel. Zu Beginn mag sich der eine oder andere dabei vielleicht etwas seltsam fühlen, aber nach den ersten Sätzen legt sich das. Nur sollte das Gegenüber nicht pausenlos zugetextet werden. Es gilt: Maß statt Masse.

Liebevoll Bewunderndes wie „Ich liebe deinen schönen Schwanz" bzw. „Du hast so eine wundervolle Muschi" funktioniert ebenso wie Beschreibendes oder Aufforderungen. Beispiele hierfür sind: „Ich nehme jetzt deine Eichel in meinen Mund und werde sie lutschen!"

und „Fass mich hier an!". Der Partner kann auch verbal mit Aussagen wie „Ich stehe auf einer einsamen Brücke und schiebe dir das Röckchen hoch, besorg's dir von hinten, ohne dass du weißt, wer ich eigentlich bin" auf eine Reise geschickt werden. In jedem Fall gilt: Seien Sie authentisch. Sagen oder schreien Sie heraus, was in Ihnen vorgeht!

Shiva legt ein Tänzchen ein! Shivas Tanz hat es in sich, da diese Stellung auf Dauer sehr anstrengend sein kann. Allerdings kann man den Schwierigkeitsgrad durch verschiedene Maßnahmen etwas drosseln.

Ist der Mann nicht gerade ein Bodybuilder, kann sich die Frau zunächst auf Tisch, Kommode oder Bettkante setzen und ihre Beine spreizen. Er positioniert sich dann zwischen ihren Beinen, sie schlingt diese um ihn herum und er nimmt langsam eine Stehposition ein. Dabei stützt er sie mit seinen Händen unter ihrem Po und sie umklammert mit ihren seinen Nacken. Das klingt jetzt eher nach Sportübung, aber aller Anfang ist schwer und es lohnt sich in diesem Fall garantiert. Die Frau lässt dann ihr Becken kreisen. Dabei sollte sie allerdings zunächst mit leichten Bewegungen beginnen, die sie langsam steigert, um das Stehvermögen des Partners nicht überzustrapazieren.

Wenn die Angelegenheit zu wackelig wird, kann er entweder sich oder sie gegen die Wand lehnen. Außerdem kann er sie auch zwischendrin auf der Arbeitsplatte der Küche oder der Kommode absetzen

Der Affe! Affen sind große Akrobaten, entsprechend ist bei dieser Stellung ein gewisses akrobatisches Talent notwendig. Das Reizvolle an dieser Stellung ist, dass er besonders tief in sie eindringen kann. Die Frau setzt sich rücklings auf den Mann, der auf dem Rücken lagert und die Knie angezogen hat. Sie lehnt sich dabei gegen seine Füße, das entlastet den Mann. Ebenfalls können sich beide auch gegenseitig an den Handgelenken stützen.

Die Spinne! Die Frau legt sich zunächst auf den Rücken, dann stellt sie ihre Beine auf, bringt das Becken leicht in die Höhe und stützt sich auf den Unterarmen ab. Der Mann sitzt vor der Frau und befindet sich zwischen ihren Beinen. Seine Füße platziert er dabei neben den Armen der Frau und lehnt seinen Oberkörper etwas nach hinten.

Die Fische schwimmen lassen! Hier starten beide am besten in der Hocke. Dabei kniet die Frau vor dem Mann und er nimmt hinter ihr Platz. Sie winkelt dann ein Bein nach hinten ab und legt es auf seinen Oberschenkel. Anschließend begibt er sich langsam in den Stand und führt nun auch ihr zweites Bein um seine Lenden herum. Für den besseren Halt hilft es, wenn die Frau beide Füße hinter seinem Rücken kreuzt. Damit es nicht zu anstrengend wird, kann die Frau beispielsweise auf der Sofa- oder Bettkante aufliegen.

Der Pflug! Die Position ist erfordert eine gewisse körperliche Fitness. Hier kann der Mann die Frau wie ein Rudel Schlittenhunde von hinten antreiben oder sie mit seinen Stößen lieben.

Der Mann kniet und die Frau setzt sich zunächst mit dem Rücken zu ihm auf seinen Schoss. Dann beugt sie sich nach vorn, winkelt die Arme an und stützt sich mit den Ellenbogen. Schließlich streckt sie die Beine nach hinten durch, legt sie auf seinen Oberschenkeln ab und er hält sie zusätzlich an den Oberschenkeln oberhalb der Knie fest. Er kann so ganz tief in sie eindringen und wenn nicht etwa das Bett, sondern der Boden gepflügt wird, empfiehlt es sich, Kissen unter seine Knie und ihre Ellenbogen zu legen.

Der Wellenkamm! Diese Stellung erfordert viel Kraft, belohnt die Ausübenden aber mit jeder Menge Lust. Die Frau liegt auf dem Rücken. Dabei sind ihre angewinkelten Beine angezogen und geschlossen. Diese Haltung bringt das Gesäß etwas in die Höhe. Er legt sich mit dem Bauch auf die Frau – im 90-Grad-Winkel. Hände und Füße stellt er auf. Die Beine streckt er aus. Die Körper sind nur im Intimbereich direkt in Kontakt.

Das Feuerrad! Beide nehmen zunächst gegenüber voneinander seitlich auf dem Bett (oder wo auch immer) Platz. Dann umschließt die Frau mit beiden Beinen seinen Oberkörper und stützt sich mit den Händen am Untergrund ab. Der Mann schlingt seine Beine hingegen um ihre Hüfte oder Taille und dringt mittels fast schon geringfügiger Auf- und Abwärtsbewegungen immer wieder in sie ein und aus.

Der Tigersprung! Die Frau liegt auf dem Bauch und winkelt ihre Füße an. Dabei umgreift sie ihre Fußknöchel mit ihren Händen, um die Position leichter beibehalten zu können. Ihre Beine sind gespreizt, der Mann schiebt sich dazwischen und legt sich schließlich auf sie, um sie von hinten zu nehmen.

6. ANALSEX-HACKS FÜR ANFÄNGER UND FORTGESCHRITTENE

Warum sollte Frau Analsex haben, wenn Sie doch eine Vagina hat? Und warum bringt es dem Mann etwas, wenn er doch einen Penis für den Sex hat? Ganz einfach: in Anus und Rektum befinden sich zahlreiche Nerven, die mit der Muskulatur in Verbindung stehen. Und rektale sowie anale Stimulation löst direkt sowie indirekt sexuelle Reize in den Geschlechtsorganen aus. Männer besitzen zudem die Prostata, die beim

Analverkehr zusätzlich sexuell stimuliert werden kann. Frauen können ebenso wie Männer einen analen Orgasmus haben. Und genau deshalb sollte man nicht auf Analsex verzichten.

Analsex stellt für viele eine pikante Sache dar. Die Gründe hierfür sind vielfältig. Auf jeden Fall sollte im Vorfeld ein offenes und ehrliches Gespräch über etwaige Bedenken wie Hygiene oder ein unangenehmes Gefühl beim Eindringen geführt werden. Meistens findet sich eine Lösung hierfür. Ein absolutes No-Go ist es, den Partner dazu zu überreden, obwohl er nicht möchte.

Selbst wenn man bereits Analsex praktiziert hat und das Ganze nichts Neues ist, man aber trotzdem noch nicht so ganz darin aufgeht, gibt es eine Reihe von Dingen, die den Genussfaktor erhöhen.

Die oberste Anal-Sex-Regel! Gleitmittel oder zumindest jede Menge Spucke sollten verwendet werden, da Schließmuskel und Darmwände sehr empfindlich sind und im Gegensatz zur Vagina kein natürliches Gleitmittel entsteht. Generell ist aus Infektionsgründen sehr auf Hygiene zu achten.

Darm mit Charme! Der Stuhl sammelt sich in der Regel erst unmittelbar vor der Ausscheidung im Enddarm an, weshalb eine Darmspülung vor dem Analverkehr theoretisch nicht immer notwendig ist. Für das allgemeine Wohlgefühl empfiehlt sich trotzdem eine Darmspülung vor dem Analverkehr. Das in den Darm gespülte Wasser wird anschließend zusammen mit dem Darminhalt ausgeschieden. Hierfür kann ein einfaches Klistier verwendet werden, das in Apotheken erhältlich ist. Einige schwören auch darauf, den Duschkopf abzuschrauben und den Darm direkt mit dem Wasser aus dem Duschschlauch zu fluten. Hier ist aber Vorsicht geboten. Zu hoher Wasserdruck kann zu Verletzungen führen.

An der Hintertüre anklopfen! Anus-Massagen können bei Mann und Frau unfassbar schöne Gefühle auslösen, wenn man es zulässt. Hierbei wird die Rosette mit leichtem Druck massiert, der je nach Belieben zunehmen darf. Der Fantasie sind wie immer keine Grenzen gesetzt. Man kann mit den Fingern klopfen, reiben, drücken. Wer es genau wissen will, führt einen oder mehrere Finger in den After ein. Für die anale Stimulation gibt es auch spezielle Toys, die etwas dünner sind als Vibratoren oder Dildos. Wer mag, kann einen Anal-Plug einführen und gleichzeitig die Vagina stimulieren.

Nicht gleich in die Vollen gehen! Beim Analsex sollte man nicht unmittelbar in den Anus mit dem Penis oder Vibrator eindringen. Machen Sie ein kleines Aufwärmtraining und stimulieren Sie die Rosette ein wenig mit der Zunge, den Fingern oder kleinen Analvibratoren.

Eine Praktik, viele Stellungen! Die meisten assoziieren Analverkehr wahrscheinlich nur mit einer Position: die Frau befindet sich auf allen Vieren und der Mann dringt von hinten in sie ein. Aber auch in der: Löffelchen- und Missionarsstellung bis hin zum Reiten ist eigentlich fast jede Position möglich.

Den P-Punkt stimulieren! Der P-Punkt ist das absolute Lustzentrum des Mannes und liegt im Körperinneren zwischen Harnblase und Peniswurzel. Direkt ist er nur durch die Penetration des Anus erreichbar. Dabei lagert der Mann seitlich oder liegt auf dem Bauch. Die Frau gibt reichlich Gleitgel auf ihre Finger und dringt damit in den Anus ein. Sobald sie eine kastaniengroße Wölbung fühlt, ist sie an der Prostata angelangt. Indem sie ihre Finger etwas krümmt, lässt sich diese stimulieren. Der P-Punkt kann innerlich auch mit speziellen Dildos oder Vibratoren stimuliert werden.

Allerdings ist das Eindringen in den Anus nicht jedermanns Sache. In diesem Fall lässt sich der P-Punkt auch anderweitig bearbeiten. Hierfür wird die Region zwischen Hodenansatz und Anus, der sogenannte Damm, massiert. Wie stark der dabei ausgeübte Druck ist, liegt ganz an den Vorlieben des Mannes.

Analverkehr nach dem Höhepunkt! Nach dem Orgasmus ist man völlig entspannt, Dopamin und Oxytocin fluten den Körper, wir sind glücklich, euphorisch, weniger gestresst und schmerzresistenter. Wer auch nach dem Vorspiel verkrampft ist, sollte Analverkehr deshalb nach dem Orgasmus probieren. Spätestens dann lernt man, ihn zu schätzen.

7. SELFMADE SEXTOYS

Was tun, wenn der Dildo verlegt oder das Gleitgel aufgebraucht ist und man unbedingt mit einem Toy spielen möchte? Der Haushalt gibt in Sachen Helferlein und Toys jede Menge her. Im Grunde lässt sich fast alles zu Sexspielzeug umfunktionieren. Von Artikeln aus Glas wie Flaschen und Glühbirnen ist allerdings unbedingt abzuraten. Neben Perlenketten, Bürsten, Tischtennisschlägern und Kokosöl lassen sich jede Menge andere alltägliche Dinge verwenden.

Rüber mit dem Penisring! Eine Möglichkeit, die Ausdauer des Penis und vor allem die Intensität der Erektion zu steigern, ist das Anlegen eines Penisrings. Die Latex- oder Silikonringe werden vor dem Geschlechtsverkehr über den Penisschaft und den Hodensack gestreift. Er kann kurz vor dem Orgasmus abgenommen werden oder bis zum Finale dort bleiben. Der Penisring blockiert den Blutrückfluss. Über die Wirksamkeit lässt sich allerdings streiten: Einige Männer sind von den Ringen begeistert, andere wiederum sind nicht von deren Effekt überzeugt. Da Penisringe bereits für kleines Geld zu haben sind, kann man sie bei Bedarf ruhig einmal ausprobieren. Alternativ zu einem handelsüblichen Cockring lassen sich auch breite Dichtungsringe, Haargummis oder ein Bademantelgürtel einsetzen.

An die Klammern fertig los! Wäscheklammern lassen sich prima zu Nippelspangen umfunktionieren. Diese einfach an den Brustwarzen anbringen, wo sie einen sanften Schmerz auslösen. Für noch mehr Lust kann man einen Vibrator an die Klammern halten und so die Stimulation steigern. Nach der Anwendung schwellen die Nippel an und sind überaus sensibel.

Guten Morgen Orgasmus! Frauen können mithilfe eines Vibrationsweckers mit einem Orgasmus in den Tag starten. Hierfür wird der Wecker einfach vor dem Zubettgehen in das Höschen gesteckt. Zum gewünschten Zeitpunkt weckt er die Anwenderin durch angenehme Vibrationen. Bei Bedarf kann auch die Schlummerfunktion aktiviert werden

Prickelndes Vergnügen! Champagner ist ein alter Klassiker. Er steht für Eleganz und Luxus, prickelt nicht nur in der Kehle, sondern auch wunderbar in Hautvertiefungen wie dem Nabel oder am Hals. Die Sinnlichkeit geht weiter, wenn Sie den perlenden Wein von der Haut des Partners lecken oder aus den Vertiefungen schlürfen.

Fruchtsaft ist nicht nur zum Trinken da! Wenn Sie Fruchtsaft einfach in Ihren Schoß gießen, kann der Partner Sie ablecken und dann oral befriedigen.

Ölige und nasse Spiele! Latex-Laken, die neben ihrem Fetisch-Aspekt bei besonders ausgedehnten Liebesspielchen mit jeder Menge Öl oder beim Squirting zur Anwendung kommen sind sehr teuer. Wenn man sich also erst mal an das Ganze herantasten möchte, empfehlen sich wasserabweisende Schon- bzw. Schutzdecken. So bleibt drunter alles trocken!

Süße Tracht Prügel! Nehmen Sie einen Tischtennisschläger und verwenden Sie ihn einfach als Schlagpaddel und klatschen Sie ihrem Partner auf den Hintern. Durch die Anwendung werden die Nervenenden in der Haut angeregt.

Kühle Reize! Eiswürfel üben durch ihre kalte Temperatur Reize in den Nervenenden aus. Man kann sie entweder sanft über ihre/seine Haut streichen oder einen Eiswürfel vor dem Oralsex in den Mund nehmen. Besonders sinnlich ist auch, wenn sich das Eiswasser in schmalen Rinnsalen über der Haut ergießt – ein wundervoller Anblick!

Dildos aus der Speisekammer! Viele schwören auf Maiskolben, Gurken, Auberginen und allerlei andere phallusförmige Produkte aus der Speisekammer. Damit man sich dabei keine Infektionen oder allergischen Reaktionen einfängt, sollten die Toys aus der Speisekammer immer mit einem Kondom angewendet werden. Bio-Ware ist am besten. Sie sollte vor dem Gebrauch zwischen den Beinen immer gereinigt und angewärmt werden, danach noch einen Gummi überstülpen!

Sie kann auch anders! Frischhaltefolie lässt sich hervorragend für Fesselspiele benutzen. Man kann hiermit entweder nur die Handgelenke oder auch den gesamten Oberkörper einwickeln. Ebenso können sich Kabelbinder, Seile, Gürtel, Tücher und allerhand andere Dinge aus dem Haushalt hierfür zweckentfremden lassen.

Dildo selbst gemacht! Man braucht hierfür eine Kerze, eine Damenbinde und Frischhaltefolie. Die Binde sorgfältig und eng um die Kerze wickeln, mit Frischhaltefolie umwickeln und gegebenenfalls noch ein Kondom darüberstülpen.

Gefesselte Leidenschaft! Gürtel oder Seidentuch sind nicht nur hübsche Accessoires, sondern lassen sich auch spielend ins Liebesspiel einbauen. Wer es etwas härter bevorzugt, greift zum breiten Ledergürtel und fesselt seinen Partner damit. Zartbesaitete sollten auf Seidentücher und Strumpfhosen setzen. Man kann mit ihnen auch die Augen verbinden, was die übrigen Sinne schärft.

Jetzt gibt's was mit dem Löffel! Löffel können nach einem kurzen Aufenthalt im Gefrierfach ein herrlich prickelndes Gefühl auf der Haut auslösen, wenn man damit auf dem liebesheißen Körper entlang streicht.

Ordentlich durchbürsten! Haarbürsten sind nicht zu unterschätzen, was das Bett anbelangt. Nehmen Sie sich die Ihre und funktionieren Sie diese doch einmal zum Streichelutensil um. Die Noppen und Borsten rufen ein erotisches Kribbeln auf der Haut hervor und fördern die Durchblutung.

Süßes für die Süßen! Honig, Schokolade und Sahne sind ebenfalls ein Klassiker, den wohl jeder kennt. Wenn man diese auf Lippen, Genitalien, Brustwarzen oder andere Hot-Spots gibt, kann man sie ausgiebig ablecken und so den Partner in Höhenflüge versetzen.

Wechselbad der Empfindungen! Minz-Pastillen verleihen frischen Atem, der beim Küssen definitiv von Vorteil ist. Aber sie haben weitere Vorzüge: Man nimmt eine Minzpastille in den Mund und befriedigt seinen Partner anschließend oral. Der Wechsel zwischen der warmen Temperatur des Mundes und dem kühlenden Effekt der Pastillen ruft ein erregendes Kribbeln hervor!

Perlenketten sind nicht nur elegant. Sie werden um den Hodensack und die Peniswurzel geschlungen, so dass sich eine kleine Schlaufe am Ende in die Hand nehmen lässt. Mit dieser lässt sich der Druck regulieren, den die Perlen auf den Penis ausüben. Zusätzlich massieren die kleinen Kügelchen die empfindliche Zone des Mannes. Wenn die Frau auf ihm reitet, kann auch sie an dem Vergnügen teilhaben und sich an den Perlen reiben. Das ist eine Massage der Extraklasse, die das Blut im Penis staut, was ihn noch mehr erregt, wodurch sich das männliche Glied vergrößert und härter wird.

Hinweis: Echte Perlen sollten nicht verwendet werden, da sich das Perlmutt lösen kann und dies zu Verletzungen führt.

Rabbit-Vibrator selbst gemacht! Man nehme einen ganz durchschnittlichen Vibrator und stülpe einen vibrierenden Cockring darüber. Vibrierende Cockringe gibt es im Drogeriemarkt oder sogar in so manchem Automaten auf der Herren- bzw. Damentoilette.

Stimulus für empfindliche Stellen! Ein Pinsel mit besonders feinen Borsten (z.B. Rasierpinsel oder Rougepinsel) eignet sich ideal zur Stimulation von sehr empfindlichen Regionen.

Eisige Spielchen! Einfach ein Kondom beliebig mit Wasser füllen. Am besten wird das Kondom vor dem Befüllen in einer Papierrolle fixiert, ansonsten ergibt sich eine sehr unansehnliche Form. Dann über Nacht ins Eisfach geben, vor der Anwendung das Ganze kurz antauen lassen und schließlich damit über empfindliche Körperpartien streichen. Wer eine Schwäche für Kälte hat, kann den „Eisdildo" auch einführen.

Heiße Schauer mit dem Duschkopf! Der Duschkopf ist keinesfalls zu verachten – ob in der Badewanne oder im Stehen unter der Dusche. Besonders toll sind Duschköpfe, deren Strahl sich beliebig einstellen lässt. So können Frauen ihre Vulva und Vagina nach Wunsch stimulieren. Der Strahl sollte allerdings nicht zu stark sein, wenn er direkt in die Scheide gerichtet wird, da sonst Bakterien tief in die Vagina gespült werden können. Es kann auch reizvoll sein, mit der Wassertemperatur zu spielen.

Gewürzstößel wird zum Dildo! Der Gewürzstößel hat die optimale Form für einen Dildo. Hierfür den Stößel sorgfältig reinigen und einfach ein Kondom darüberstülpen.

Wenn es flutschen soll! Wenn man gerade keine konventionellen Gleitmittel zur Hand hat, empfiehlt sich der Blick ins Küchenregal. Kokosnuss-, Oliven- oder Mandelöl sind ein guter Ersatz und gesund. So wirkt beispielsweise Kokosöl Keimen entgegen und hält die Haut geschmeidig.

Gleitgel aus dem Seifenspender! Wer kennt das nicht, man drückt auf die Gleitgeltube und schon landet der halbe Inhalt irgendwo, nur nicht auf der Hand. Wenn man das Gleitgel in einen Seifenspender füllt, lässt es sich gut dosieren und landet dort, wo man es haben will. Noch besser ist ein automatischer Seifenspender.

Die Schenkel kneten! Eine sanfte Massage der empfindlichen Innenschenkel mit dem Rührgerät ist eine Wonne. Hierfür die Knethaken einstecken und auf niedrigster Stufe die Schenkel entlangfahren.

Fleshlight selbst gemacht 1! Hierfür zwei Spülschwämme in einen stabilen Plastikbecher geben. Die raue Seite zeigt dabei nach außen. Ein Kondom in die Mitte zwischen den Schwämmen geben, und das Ende außen über den Becherrand stülpen, mit einem Klebeband fixieren.

Fleshlight selbst gemacht 2! Hierzu benötigt man sechs Spülschwämme, eine leere Chipsdose, einen

Gefrierbeutel mit Zipper, ein Einmalhandschuh oder ein Kondom und etwas Paketklebeband. Dann werden drei der Schwämme so auf der kürzeren Kante aufgestellt, dass sie ein Dreieck bilden. Die raue Spülseite zeigt jeweils nach außen. In dieser Positionierung werden die Schwämme nun in die Chipsdose eingeführt und bis zum Boden hinuntergeschoben. Danach wird das Ganze ebenso mit den übrigen drei Schwämmen gehandhabt. Jetzt wird der Einmalhandschuh oder das Kondom in den Freiraum zwischen den Schwämmen gegeben. Ein etwa acht bis zehn Zentimeter breiter Streifen des Handschuhs bzw. Kondoms wird über den Rand der Chipsdose gestülpt und mit einem Klebeband fixiert. Vor der Anwendung wird reichlich Gleitgel (am besten ein wärmendes) in den Handschuh oder in das Kondom gegeben.

Reaktivierung von Gleitgel! Wasserlösliches Gleitgel trocknet relativ schnell ein. Mit ein paar Spritzern Wasser aus der Wassersprühflasche wird es wieder feucht. Ein weiterer Bonus ist, dass es stimulierend sein kann mit dem kühlen Nass angesprüht zu werden. Dabei sollte die Sprühflasche idealerweise auf Sprühnebel eingestellt sein.

Der Strap-on-Trick! Inzwischen gibt es Strap-ons, deren Dildos auswechselbar sind. Prinzipiell ist das eine prima Idee, nur in der Praxis kann das Austauschen langwierig werden. Damit sich die Dildos leichter einsetzen lassen, schneidet man einen Gefrierbeutel etwa auf 3/4 des Toys zu, stülpt einen Gefrierbeutel darüber, zieht den Ring des Strap-ons bis zum Ende des Dildos über und entfernt anschließend den Gefrierbeutel.

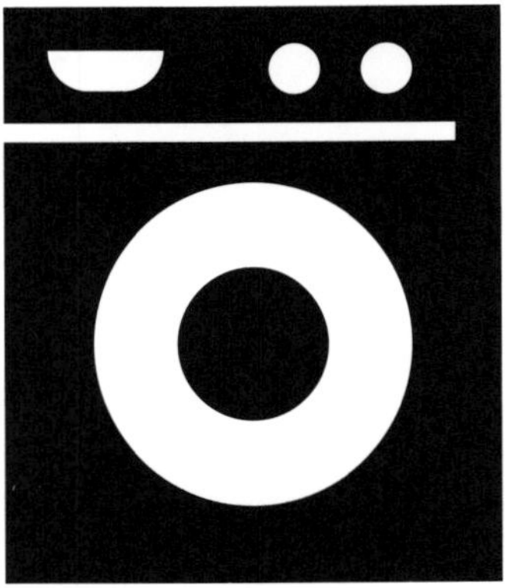

8. SEX MAPPING - SEX AUSSERHALB DES BETTES ODER DER EIGENEN VIER WÄNDE

Ausschließlich Sex im heimischen Bett ist auf Dauer langweilig? Aber auf dem Präsentierteller möchte man es dann doch nicht tun! Aufzug, Flugzeugtoilette & Co. sind erstens total klischeehaft und zweitens nicht gerade der Renner in Ihren Augen. Kein Problem! Das traute Heim bietet einige Bereiche, die für einen Tapetenwechsel sorgen und es gibt auch außerhalb der eigenen vier Wände spannende Orte zu entdecken.

Waschmaschine im Schleudergang! Der Clou an der Waschmaschine ist ihre optimale Höhe. Sie endet mehr oder weniger auf Höhe des Geschlechts. Das bedeutet: wenn die Frau darauf liegt, kann der Mann problemlos, ohne auf die Zehenspitzen oder in die Hocke zu gehen, in sie eindringen. Im Stehen kann die Frau wiederum ihren Oberkörper auf ihr ablegen oder sich an den Kanten abstützen. Im Grunde kann man fast jede Stellung auf ihr praktizieren. Und ja, mit dem Schleudergang wird das Spielchen nochmals intensiver!

Gruß aus der Küche! Mit der Arbeitsplatte der Küche verhält es sich ähnlich wie mit der Waschmaschine. Die Höhe ist einfach ideal. Außerdem kann der Mann sich zusätzlich an der Wand oder der Platte selbst abstützen. Die Frau kann sich je nach Größe der Platte sogar mit ihrem gesamten Oberkörper darauf ablegen. Außerdem finden sich hier in unmittelbarer Nähe zahlreiche Dinge, die sich beim Sex einsetzen lassen wie beispielsweise Eiswürfel, Schokosauce etc.

Auch ein Heizungskeller kann entzücken! Egal, ob in einem Wohnhaus mit mehreren Parteien oder im Einfamilienhaus – der Heizungskeller ist eine dunkle Ecke, die hier und da schon Fantasien anregen kann. Erstens kann man ihn meist verschließen und zweitens verirrt sich hier höchstens einmal im Jahr das Personal der Stadtwerke hinein.

Es wird ins Arbeitszimmer zitiert! Dieser besondere Raum bietet sich fast wie kein anderer für Rollenspiele an. Frauen können die zurückhaltende und schüchterne Sekretärin mimen und sich von ihrem „Boss" verführen lassen. Aber es geht auch andersherum: Die lüsterne Schreibkraft weckt die pure Lust bei ihrem Chef. Es versteht sich von selbst, dass auch Männer die Rolle des untergebenen Angestellten einnehmen können und die Frau den Ton angibt.

Im Hotel absteigen! Sie sind gerade gemeinsam unterwegs, waren schick essen und die Lust nach Sex überkommt Sie? Dann sollte die Gunst der Stunde genutzt werden und der nächste Gang führt ins Hotel. Es spielt gar keine Rolle, ob es mit dem Taxi nur 15 Minuten bis nach Hause sind! Buchen Sie sich ein Zimmer! Das beflügelt und bringt Schwung in die Kiste! Man kann dort dann entweder die ganze Nacht verbringen und sich überall lieben oder nach einem Quickie in die nächste Bar taumeln.

Tatort Boot! Von Frühling bis Herbst kann man fast an jedem See Tret-, Ruder- oder Elektroboote ausleihen. Mitten im See oder in einer ruhigen Bucht lässt sich fantastisch und ganz romantisch miteinander schlafen. Wobei Elektroboote am komfortabelsten sind, denn sie besitzen meistens eine ausklappbare Liegefläche und manchmal auch ein Sonnendach, das Schutz vor Zuschauern bietet. Im Ruderboot ist das Ganze eine recht wackelige Angelegenheit, was nicht heißt, dass es dort keinen Spaß macht. Tretboote haben häufig eine Liegefläche oder die Frau setzt sich einfach auf den Mann. Für welches Boot man sich auch immer entscheidet: es ist in jedem Fall ein aufregendes Abenteuer!

Da kam ein junger Jägersmann! Jägerhochsitze gibt es wie Sand am Meer in den Wäldern. Sie befinden sich meistens nicht unmittelbar am Waldweg. Außerdem hat man von dort aus einen guten Überblick und es macht einfach Spaß, dort miteinander eine kurze Nummer hinzulegen und danach die Aussicht und die gute Waldluft zu genießen.

Die Gondel zum Wackeln bringen! Gondeln bieten in der Regel genügend Raumfreiheit für das Liebesspiel. Man ist dort ungestört und trotzdem besteht ein gewisser Nervenkitzel, entdeckt zu werden - beispielsweise von Spaziergängern, die hinaufschauen. Entweder man gibt sich je nach Länge der Fahrt einem kompletten Liebesspiel hin und schläft miteinander oder Oralverkehr steht auf dem Plan. Alles kann, nichts muss!

Bitte einmal Premiumpflege! Wenn es wieder einmal Zeit zum Autowaschen ist, fahren Sie gemeinsam mit dem Partner durch die Waschstraße. Je nach Pflegeprogramm hat man entweder Zeit für einen gekonnten Handjob oder Sex auf der Rückbank.

Einen Cocktail bitte! Er öffnet seinen Hosenschlitz und Frau legt dann unter dem Tisch Hand an. Andersherum funktioniert das übrigens auch sehr gut! Das Ganze klappt am besten in vollen Bars oder in einer ruhigen Ecke, wenn man zu den letzten Gästen zählt und der Kellner schon mit dem Reinigen des Tresens beschäftigt ist.

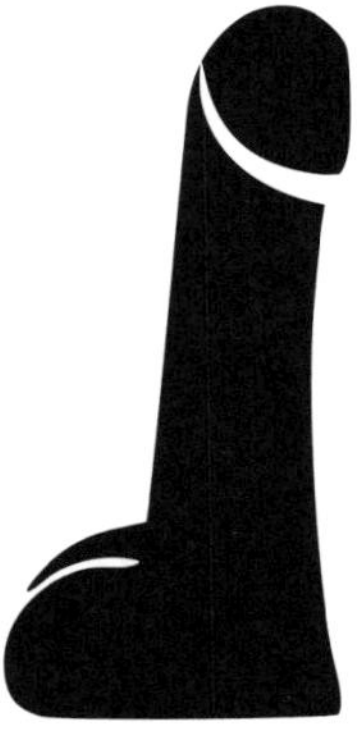

9. HACKS ZUM THEMA ORGASMUS

Orgasmen sind nicht nur Kopfsache – so viel sei gesagt! Welche Kniffe den Höhepunkt bei Frauen herauskitzeln oder diesen intensivieren und wie ein Mann mithilfe von leichten Tricks besser oder auch langsamer kommt, erfahren Sie hier!

Weg mit den High-Heels! Traurig, aber wahr! Wenn Frauen eine bestimmte Absatzhöhe tragen, befindet sich ihr Becken in jenem Winkel, den es beim Orgasmus einnimmt. Das hört sich zunächst gut an, ist es aber nicht, denn bei zu häufigem Tragen von High-Heels reagiert die Frau nicht mehr so sensibel auf die Muskelkontraktionen, die während dieser Position vorherrschen. In der Folge fühlt sie Orgasmen weniger intensiv.

Orgasmus-Trigger! An Tag 14 des weiblichen Menstruationszyklus ist die Klitoris in der Regel stark durchblutet, entsprechend angeschwollen und empfindlich. Frauen sollten dieses Geschenk der Natur und damit die Chance auf einen intensiven Orgasmus in vollen Zügen nutzen!

Leicht gefüllte Blase und starke Beckenbodenmuskeln für ein intensiveres Prickeln! Eine leicht gefüllte Blase intensiviert den Druck auf die Nerven im Intimbereich und steigert damit deren Sensibilität. Beckenbodentraining stärkt die orgastische Manschette. Mit einer trainierten Beckenbodenmuskulatur kann die Frau ihre Vaginalmuskeln gezielt anspannen, was das Lustgefühl erhöht. Ebenso wirkt bei ihr das Zusammenhalten der Beine lustfördernd, da es hier zu einer Muskelkontraktion in der Vagina kommt.

Den Orgasmus noch mehr intensivieren! Mit der Pausentaktik lässt sich die Wucht des Orgasmus erhöhen. Viele Frauen schwören darauf, allerdings braucht es etwas Übung bis man von dieser Maßnahme wirklich profitiert. Hierbei wird kurz vor dem Höhepunkt jede Berührung gestoppt. Erst wenn die Erregung komplett abgeebbt ist, beginnt man von Neuem mit der Stimulation. Die Pause kann dabei zwischen einer Minute und mehreren Stunden dauern.

Squeeze-Technik für längeren Spaß! Wenn er kurz vor einem Orgasmus ist, platziert er Zeigefinger und Daumen unterhalb der Eichel um den Penis. Dann wird der Ejakulationsdrang des Mannes für kurze Zeit eliminiert, indem die beiden Finger für 10 bis 20 Sekunden einen mäßigen Druck ausüben. Sowohl er, als auch die Frau kann diese Technik in dem Moment anwenden!

Socken an! Zugegebenermaßen sind Socken im Bett nicht gerade eine erotische Sache. Allerdings wird der Orgasmus intensiver, wenn der Körper warm und nicht ausgekühlt ist. Also Füße mit Socken wärmen, so klappt es besser mit dem Orgasmus.

PC-Muskel aktivieren! Der PC-Muskel ist Teil der Beckenbodenmuskulatur und kann durch bewusstes Anspannen den Orgasmus herauszögern. Dabei führt man dieselbe Muskelkontraktion durch, die den Urinstrahl unterbrechen lässt. Der PC-Muskel lässt sich spielend durch Beckenbodentraining stärken.

Ejakulationsdrang steuern! Kurz vor dem Samenerguss wird die Stimulation abrupt unterbrochen, bis der Ejakulationsreflex nicht mehr vorhanden ist. Anschließend kann die nächste Runde eingeläutet werden. So können Sie das in Dauerschleife weiterführen: an den Rand des Orgasmus bringen und dann wieder bremsen. Mit ein bisschen Training kann Mann oder Frau so seinen/ihren Ejakulationsdrang steuern. Am besten wird diese Technik zunächst beim Masturbieren geübt.

Orgasmus herbeiatmen! Das Ausüben der Bauchatmung während des Geschlechtsverkehrs kann die Empfindsamkeit als auch den abschließenden Orgasmus steigern. Die Einatmung erfolgt möglichst tief und entspannt. Begonnen wird mit einem langsamen Atemtempo, die Beckenbodenmuskulatur wird bewusst angespannt, um sie dann wieder zu lösen. Der Atemrhythmus sollte gleichmäßig sein. Auf diese Weise werden die Geschlechtsorgane quasi von innen massiert.

Setzen Sie auf ein ausgedehntes Vorspiel! Genießen Sie das Vorspiel in vollen Zügen und lassen Sie es ruhig eine Weile andauern. Das erhöht die Erregung und damit auch die Durchblutung der Lustorgane, die so noch sensibler auf Reize reagieren.

Bewusster Verzicht! Bei Karezza stehen Nähe und Liebkosungen im Fokus. Auf den Orgasmus wird bewusst verzichtet. Auf diese Weise kann das Liebesspiel über Stunden hinweg vollzogen werden. Auf diese Weise wird besonders tiefe Lust empfunden.

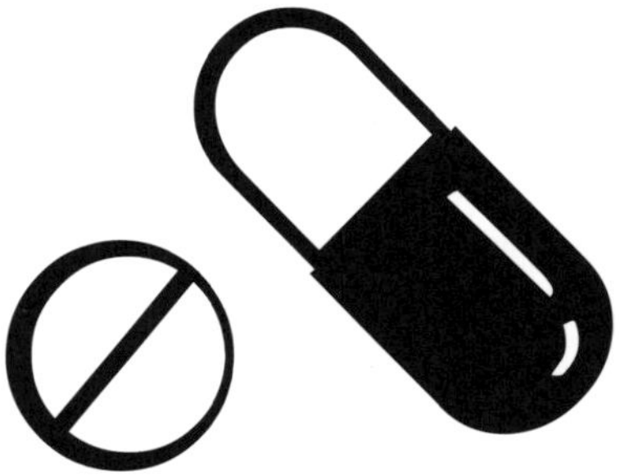

10. HACKS FÜR GESUNDHEIT, HYGIENE UND SAFER SEX

Verhütung und Gesundheitspflege haben beim Geschlechtsverkehr oberste Priorität. Nur wie das Leben manchmal so spielt, vergisst man hier und da die Pille, hat kein Kondom zur Hand, wenn es gleich zur Sache geht oder Ähnliches. Aber es gibt einige Hacks, die Abhilfe schaffen!

Verhütung aus der Dose! Das sogenannte Sprühkondom wird auf den vorderen Bereich des Penis gesprüht und trocknet dort innerhalb von einigen Sekunden zu einer undurchdringlichen Latexschicht. Diese Innovation unter den Verhütungsmitteln soll bald auf den Markt kommen.

Immer griffbereit! Es gibt keinen größeren Overkill, als mitten im Liebesspiel aufstehen zu müssen, um in sämtlichen Schubladen und Schränkchen in der Wohnung nach Kondomen, Diaphragma oder Gleitgel zu suchen. Verhütungsmittel werden deshalb am besten im Nachtkästchen oder in einer Box unter dem Bett aufbewahrt. So zaubert man die Safer-Sex-Utensilien im Handumdrehen hervor und der Spaß kann ungebremst weitergehen!

Das richtige Kondom! Trockene Kondome sind gut für Oralverkehr geeignet, während feuchte optimal für Anal- und Vaginalverkehr sind. Achten Sie dabei immer auf Qualität! Qualitätskondome sind mit einer CE-Kennzeichnung versehen. In der Packungsbeilage erhalten Sie nähere Informationen über das jeweilige Qualitätssiegel. Verzichten Sie auf sogenannte „Spaßkondome“ in lustigen Formen – sie sind gewöhnlich nicht sicher!

Das macht dem Kondom zu schaffen! Fetthaltige Gleitmittel können Latex-Kondome ebenso beschädigen wie medizinische Salben. Daneben macht auch Hitze den Gummi porös. Bewahren Sie Kondome deshalb außerhalb der Sonne und fern von Wärmequellen (z.B. Heizung) auf. Darüber hinaus sind Kondome nicht unbegrenzt verwendbar. In der Regel sind sie bis zu fünf Jahren haltbar. Automatenware kann abgelaufen sein. Kaufen Sie Kondome am besten in der Apotheke oder im Drogeriemarkt.

Schutz beim Cunnilingus! Kondome lassen sich beim Geschlechtsverkehr oder beim Blowjob anwenden. Doch auch während des Cunnilingus kann man über den Mund Krankheitserreger einfangen. Zuverlässigen Schutz bietet hier das sogenannte Lecktuch (auch Dental Dam). Das etwa 15 x 25 Zentimeter große und hauchdünne Tuch wird während des Cunnilingus über Scheideneingang und Schamlippen platziert. Lecktücher sind in Apotheken, Sex-Shops und im Internet erhältlich.

Sex während der Menstruation! Es spricht nichts gegen Sex während der Menstruation, manchmal ist es den Frauen und aber auch den Männern unangenehm.

Falls Sie dennoch Sex haben möchten und Abhilfe von Schmerzen während der Regel suchen, geben Sie zwei Teelöffel Zimtpulver zusammen mit 200 Milliliter heißem Wasser in einen Topf und lassen Sie die Mischung fünf Minuten köcheln. Sie können den Heiltrunk mit etwas Waldhonig süßen. Trinken Sie das Zimtgetränk zweimal täglich während der Menstruation. Zimt lindert die Beschwerden.

So wird der Sex für alle Beteiligten zum Vergnügen! Hier gibt es einige Hausmittel, die helfen können wie die tägliche Einnahme von Leinsamen. Auch reichliche Flüssigkeitszufuhr ist von Vorteil. Besonders wichtig ist die richtige Intimhygiene. Frauen sollten auf aggressive Seifen oder Duschgele verzichten. Sie zerstören den empfindlichen Säuremantel der Haut. Es genügt, den Intimbereich mit klarem, lauwarmem Wasser zu waschen. Bei Bedarf kann auch eine pH-neutrale Waschlotion angewendet werden. Öle wie Rose oder Muskatellersalbei in Kombination mit etwas Sahne als Badezusatz helfen zusätzlich. Darüber hinaus empfiehlt sich die Anwendung von Gleitmitteln.

Vitamin A gegen Libidoverlust! Ernährung beeinflusst zweifellos die Libido. Der Körper kann Provitamin A nicht synthetisieren, was bedeutet, dass es über die Nahrung aufgenommen werden muss. Sofern kein aktives Vitamin A in den Hoden vorhanden ist, soll der Testosteronspiegel sinken und gleichzeitig der Östrogenwert ansteigen. Ein Mangel an männlichen Sexualhormonen kann zu Libidoverlust führen. Darüber hinaus soll Vitamin A eine Rolle bei der Spermienproduktion spielen und hat eine günstige Wirkung auf die Haut. Nicht zuletzt aus diesen Gründen lohnt es sich, reichlich Vitamin-A-Lieferanten wie Rote Beete, Grünkohl, Möhren, Spinat oder Kartoffeln zu essen.

Keine Macht den Keimen! Sex-Toys sollten bestenfalls nur von einem Sexualpartner benutzt und unmittelbar nach jedem Gebrauch sorgfältig gereinigt werden. Bei Dildos und Vibratoren empfiehlt sich die zusätzliche Anwendung eines Kondoms. Um die an den Liebeshelferlein haftenden Körperflüssigkeiten, Öle oder Gleitgele vollständig zu entfernen, werden diese mit einer pH-neutralen Seife eingeseift, gründlich abgespült und sorgfältig mit einem sauberen Küchen- oder Handtuch abgetrocknet. Denken Sie bei batteriebetriebenen Geräten daran, dass kein Wasser ins Batteriefach gelangt und nehmen Sie die Batterien vorher heraus. Toys aus porösen Materialen wie beispielsweise Superskin sollten regelmäßig einige Zeit in Seifenwasser eingeweicht und anschließend mit klarem Wasser gereinigt und abgetrocknet werden.

Tatsächlich kann man Sexspielzeug (außer solche, die mechanische Teile enthalten, wie z. B. Vibratoren) auch problemlos ohne die Zugabe von Geschirrspülmittel im Geschirrspüler reinigen. Nach der Reinigung empfiehlt sich die Anwendung eines Desinfektionssprays. So machen Sie auch hartnäckigen Keimen den Garaus. Es gibt spezielle Desinfektionsmittel für Sexspielzeug. Lassen Sie sich hierzu im Sex-Shop Ihres Vertrauens beraten. Wenn Sie diese Regeln beherzigen, fangen Sie sich keine unangenehmen Keime ein.

Der Schnüffeltest! In der Regel handelt es sich bei Sexspielzeug um Plastikprodukte. Diese enthalten häufig schädliche Weichmacher, sogenannte Phtalate. Die organschädigenden Stoffe können bei intensiver Nutzung der Toys freigesetzt werden und die Fruchtbarkeit beeinträchtigen. Die Weichmacher haben einen strengen chemischen Geruch. Wenn ein Sexspielzeug einen solchen aufweist, sollte man sich am besten von ihm trennen. Zur Sicherheit können diesbezüglich auch Informationen beim Hersteller eingeholt werden.

Sicher mit Plan B! Keiner will, dass es soweit kommt und die Pille Danach eingenommen werden muss. Aber eine Verhütungspanne kann jedem einmal passieren. Aus diesem Grund kann es nicht schaden, die Pille Danach für den Fall der Fälle im Medizinschränkchen zu haben. So kann man sie im Notfall gleich einnehmen, verliert keine wertvolle Zeit und hat bessere Chancen dem Eisprung zuvor zu kommen. Die Pille Danach ist mittlerweile rezeptfrei in Apotheken erhältlich.

Guter Überblick mit Menstruations-Apps! Die technologische Antwort auf den guten alten Taschenkalender ist die Menstruations-App. Neben einem guten Überblick über den Verlauf der Regel lassen sich teilweise auch Informationen über Gewicht, Stimmungen, Temperatur und sogar Notizen über die letzte Pilleneinnahme speichern. Auch kann vermerkt werden, an welchen Tagen man Geschlechtsverkehr hatte. Die Apps informieren über fruchtbare Tage und die nächste anstehende Menstruation. Trotzdem sollte man sich in Sachen Verhütung nicht vollkommen auf sie stützen. Grund hierfür ist, dass einige lediglich über die wahrscheinlichsten drei bis vier fruchtbaren Tage Auskunft geben. Wie gesagt: Frauen können durchaus von der App profitieren, sollten ihr aber nicht blind vertrauen!

Über die Autorin

Charlotte Labouche ist seit vielen Jahren eine international erfolgreiche Sex-Expertin und Sexberaterin. Sie lebt in New York, Tokio und Südfrankreich. Bei mvg ist bereits von ihr *Der ultimative Sex. So bringen sie Ihren Partner um den Verstand, 101 Plätze, an denen Sie Sex haben sollten, bevor sie sterben, Der ultimative Sex für Frauen* und *Der ultimative Sex für Männer* erschienen.